DMSO - ~~~~~~~~~~~~e

gegen Krankheiten

(DMSO Handbuch und DMSO für
Anfänger; mit dem Wunderheilmittel der
Natur Schmerzen lindern, Entzündungen
heilen und das Immunsystem stärken)

von Tobias Weizmann

1. Auflage (Juli 2018)

ISBN: 9781717778581

Inhalt

Vorwort

Ein prägnantes Charakteristika unserer heutigen Zeit ist das gesteigerte Gesundheitsbewusstsein der Menschen. Weil es einem gesunden Lebensstil widerspricht, werden im Heilungsprozess immer weniger chemische Erzeugnisse herangezogen. Der Körper soll zwar genesen, aber auf natürliche Art und Weise. Doch wie lässt sich der Spagat aus lästigen Symptomen oder chronischen Krankheiten auf der einen Seite und einer Behandlung ohne chemische Zusätze auf der anderen bewerkstelligen?

Bereits seit nunmehr beinahe 100 Jahren ist das Dimethylsulfoxid, kurz: DMSO, schon Gegenstand medizinisch-naturwissenschaftlicher

Forschungsarbeiten und überrascht seitdem immer wieder mit sensationellen Forschungsergebnissen. Die Natursubstanz Dimethylsulfoxid hat ganz erstaunliche therapeutische Eigenschaften, die so vielfältig sind, dass sie zu einer Allzweckwaffe im Kampf gegen diverse Krankheiten und Beschwerdeerscheinungen in der Veterinär- und Humanmedizin herangezogen werden kann.

Der folgende Ratgeber klärt darüber auf, was Dimethylsulfoxid so besonders macht und was dran ist, an der Legende um das Wunderheilmittel Dimethylsulfoxid.

Einleitung

Schmerz und Krankheit sind leidige, jedoch unumgängliche Zustände, die ein jeder im Laufe seines Lebens mehrfach zu durchlaufen hat.

Der Schmerz mag dabei seine Funktion als wichtiges Warnsignal erfüllen. Dennoch ist es eine für Mensch und Tier höchst unangenehme Empfindung, die unsere Lebensfreude drückt und die Alltagsgestaltung sowie das soziale Miteinander negativ beeinflusst. Gerade chronisch Erkrankte sind oft mit ihrem Latein am Ende und haben die Hoffnung auf Heilung bereits aufgegeben.

Körperliche Beschwerden aller Art rauben uns über die Jahre einen großen

Teil an Freiheit und Energie. Sie verhindern, dass wir unsere Lebenszeit in vollen Zügen genießen können. Besonders schwerwiegende Erkrankungen können uns sogar die Selbständigkeit nehmen und die Entscheidungsfreiheit beschränken.

Häufig ist eine lange Ursachenforschung notwendig, bevor ein bestimmter Therapieweg eingeschlagen werden kann. Nicht selten ergehen dabei Fehldiagnosen, die einen weiteren Ärztemarathon zur Folge haben, ohne, dass die Symptome wirksam bekämpft oder gar geheilt werden. Jede Diagnose erfordert dabei eigene, meist kostspielige Medikamente. Sind diese aus eigener Tasche zu bezahlen, muss teilweise sogar auf die Medikation verzichtet werden. Der

Schmerz wird sodann zum täglichen Begleiter. Zudem stellen Medikamente der Schulmedizin häufig einen schweren Eingriff in den menschlichen Organismus dar, der ihn sogar nachhaltig schädigen oder Resistenzen entstehen lassen kann.

Wie schön wäre es doch, wenn es ein Universalheilmittel gäbe, was einem diese Mühen und den Zeitaufwand vergeblichen Suchens ersparen könnte. Ein Mittel, was unvermittelt angewendet werden könnte, ganz gleich, welche körperlichen Leiden gerade behandelt werden müssen. Mit Dimethylsulfoxid, DMSO, ist ein solches Mittel gefunden. Seine vielfältigen pharmakologischen Eigenschaften machen es bereits seit gut 100 Jahren zum omnipotenten Naturheilmittel auf etlichen

Anwendungsgebieten in der Veterinär- und Humanmedizin. Selbst schwerste chronische Leiden, für die es bislang keine Lösung gab, können durch den Einsatz von Dimethylsulfoxid geheilt werden.

Dimethylsulfoxid kann sowohl äußerlich zur Wundheilung, gegen Schwellungen oder diverse Hautkrankheiten als auch innerlich zur Unterstützung des Immunsystems, im Kampf gegen tumoröse Zellen oder in der Behandlung von Magen-Darm-Erkrankungen eingesetzt werden. Dimethylsulfoxid eignet sich nicht nur im Falle akuten Unwohlseins, sondern auch als schonende Präventivmaßnahme.

Dabei zeichnet sich Dimethylsulfoxid besonders durch seine

schnelle Wirkfähigkeit aus, die dazu beiträgt, dass Verletzungen und Krankheiten innerhalb kürzester Zeit vollständig ausheilen können. Dimethylsulfoxid ist ein ursprüngliches Naturheilmittel, welches seine therapeutische Aktivität besonders sanft entfaltet und bei der richtigen Anwendung nebenwirkungsfrei verwendet werden kann.

Die Anwendung ist dabei kinderleicht ohne Risiken möglich und kann den Gang zum Arzt ersparen.

Die Wirkungsweisen des Dimethylsulfoxid/ Dimethylsulfoxid als Penetrationsverstärker

Das Dimethylsulfoxid, ein Antiphlogistikum, mit der chemischen Formel cHOS, ist ein althergebrachtes Naturheilmittel, welches ursprünglich über Ausgasungen von Plankton in die ozeanischen Gewässer und von dort in den Kreislauf des Regenwassers gelangt, der die Dimethylsulfoxid-Bestandteile global an die Pflanzenwelt abgibt. Dimethylsulfoxid befindet sich in den Lignin von Bäumen. Die Gewinnung von Dimethylsulfoxid erfolgt durch ein spezielles Extraktionsverfahren. Es wird u. a. als Reinprodukt auf dem Markt (in Apotheken oder rezeptfrei beim Chemiegroßhändler) oder als verdünntes Pharmazeutikum angeboten.

Dimethylsulfoxid wurde bereits 1866 vom russischen Wissenschaftler Alexander Saytzeff entdeckt, etablierte sich aber erst ein gutes Jahrhundert später als übergeordnete Therapiemethode in der Humanmedizin (in Deutschland zugelassen seit dem Jahre 1978) und ist seitdem aus dem Gesundheitssektor nicht mehr wegzudenken.

Dimethylsulfoxid ist eine klare, farblose und nahezu geruchslose Flüssigkeit, dessen Schmelzpunkt bei 18,45 Grad Celsius und Siedepunkt bei

189 Grad Celsius liegt. Dimethylsulfoxid ist ein leicht entzündlicher und explosiver Stoff, der sich bei einer Zündtemperatur von 300 Grad Celsius selbst entzündet.

Die Haupteigenschaft von Dimethylsulfoxid ist die Penetrationsverstärkung, also die Durchdringung organischer Membrane (Passieren der Hornschicht der Epidermis, der Gefäßwände, der Hirnhaut, etc.) ohne Gewebsschädigung. Dabei kann es Wirkstoffe anderer Arzneien transportieren und sie so über die Blutbahnen und Lymphgefäße in den menschlichen Organismus einbringen. Über diese Trägereigenschaft können Substanzen die Hornschicht passieren, die ohne die Zugabe von Dimethylsulfoxid nicht in den Kreislauf eindringen könnten.

Dimethylsulfoxid stellt auf diesem Wege eine Methode zur Verfügung, mit der der Einsatz von Spritzen umgangen werden kann, indem Substanzen wie Penicillin oder Mittel zur lokalen Betäubung die biologischen Membrane aufgrund dieser Trägerfähigkeit durchdringen.

Weil Dimethylsulfoxid ein bipolares Lösungsmittel ist, kann es sowohl Verbindungen mit Wasser als auch mit Fetten eingehen und damit ebenso fette wie wässrige Membranen (auch organische Membranen aus Kohlenhydraten) durchdringen. Darüber hinaus werden Dimethylsulfoxid folgende weitere Wirkeigenschaften zugeschrieben:

Mit Dimethylsulfoxid gelingt die Förderung des Parasympathikus als Teil des vegetativen Nervensystems, also die Herstellung von regenerativen Zuständen und der verbesserten Stoffwechselfunktion.

Dimethylsulfoxid als Lokalanästhetikum (Anästhetikum zur örtlichen Betäubung) ist dazu in der Lage, die Nervenleitgeschwindigkeit (NLG) zu reduzieren, d. h. die Leitfähigkeit der Nervenphasern, die im Falle von Schmerzanfällen Impulse aufnehmen, wird in ihrem Ablauf verzögert. Aufgrund dieser Eigenschaft eignet sich Dimethylsulfoxid besonders als lokales Schmerzmittel.

Zu den weiteren Charakteristiken von Dimethylsulfoxid zählt aufgrund seiner bakteriostatischen Eigenschaft u. a. die Wachstumshemmung von Bakterien, Pilzen und Viren. Indem Dimethylsulfoxid die Proteinhülle (Kapsid) des Virus auflöst, ist dieses gegenüber den körpereigenen Abwehrmechanismen schutzlos und wird zerstört. Gleichzeitig begünstigt die Wirkstoffverstärkung von Medikamenten, wie z. B. Antibiotika, die Wachstumshemmung von Vieren und anderer schädlicher Eindringlinge.

Auf dem Gebieten der Kryoprotektion und Radioprotektion schützt Dimethylsulfoxid Gewebe bei Frost oder bei Bestrahlung und wird deshalb auch im Anschluss an radioaktive Bestrahlung angewendet (strahlenprotektive Wirkung).

Zugleich ist Dimethylsulfoxid ein Mittel der Ischämieprotektion. Wenn sich der Sauerstoffverbrauch des menschlichen Organismus nicht mehr situativ anpassen kann, sind Durchblutungsstörungen, die Ischämie, die Folge. Indem Dimethylsulfoxid die Sauerstoffverteilung in dem unterversorgten Gewebe anregt, beugt es Sauerstoff- und Blutmangel vor.

Dimethylsulfoxid führt darüber hinaus zur Vasodilatation. Es kann den Histaminausstoß beeinflussen und zu einer vermehrten Freisetzung desselben beitragen. Dadurch werden nicht nur allergische Reaktionen reduziert. Positiver Nebeneffekt ist die Blutgefäßerweiterung (vasodilatierende Wirkung). Diese Gefäßerweiterung wiederum führt zum Abbau von Wassereinlagerungen in den Gefäßen (Ödeme) und zu einer verbesserten Durchblutung (auch im Gehirn und Rückenmark) und gleichzeitigen Verhinderung von Schäden, die einer Durchblutungsstörung folgen (Organschäden, Schäden am Gewebe, u. v. m.). Durch die Erweiterung der Blutgefäße wirkt Dimethylsulfoxid auf dem Wege der Antikoagulation daneben einer Verklumpung von Blutplättchen entgegen (Verringerung der Blutplättchenklebrigkeit). Das Blutgerinnsel- und Thromboserisiko sinkt, es bilden sich weniger Ablagerungen in den Gefäßen und damit minimiert sich zugleich das Risiko, einen Herzinfarkt oder Schlaganfall zu erleiden.

Weitere Eigenschaften von Dimethylsulfoxid im Kurzüberblick: Indem es Heilungsprozesse beschleunigt, regeneriert sich menschliches Gewebe. Dimethylsulfoxid entfaltet antiseptische Wirkung, es wirkt entzündungshemmend und baut durch körpereigene Mechanismen Schwellungen ab, darüber hinaus verändert es die Wirkfähigkeit anderer Pharmazeutika.

Dimethylsulfoxid trägt zur Muskelrelaxierung bei und beeinflusst schmerzleitende Nerven temporär durch Herabsenkung der Nervenleitgeschwindigkeit, es wirkt effektiv auf das Bindegewebe ein, indem es durch seine antifibroplastische Wirkweise Narbengewebe glätten und das Bindegewebe an dieser Stelle auflockern kann.

Durch die Cholinesterasehemmung, also die Enzymhemmung, verhindert Dimethylsulfoxid die Spaltung von Acetylcholin in Essigsäure und Cholin, was die Wirkdauer des Botenstoffs Acetylcholin verlängert. Acetylcholin ist für die Signalübertragung im Gehirn verantwortlich und bei an Alzheimer Erkrankten aufgrund geschädigter Nervenzellen, die für dessen Produktion verantwortlich sind, nicht in ausreichender Menge vorhanden. Durch die Einname von Dimethylsulfoxid wird demnach z. B. der Krankheitsverlauf von Alzheimer positiv beeinflusst und die

Merk- und Erinnerungsfähigkeit gesteigert.

Indem es Zellschäden durch hydroxyle Radikale verhindert und durch die Öffnung der Zellmembrane zur Ausspülung von Giftablagerungen beiträgt, fördert Dimethylsulfoxid die Zellfunktion. Zusätzlich verändert Dimethylsulfoxid die Wasserstruktur innerhalb der Zelle und beseitigt so zelluläre Schäden. Kranke Zellen regenerieren so auf ganz natürliche Weise.

Nebenwirkungen

Obwohl Dimethylsulfoxid nicht giftig ist und deutlich weniger Nebenwirkungen hat, als die meisten herkömmlichen Schmerzmittel wie Aspirin und Co. (Dimethylsulfoxid kann im Gegensatz zu Aspirin keine Magen-Darm-Blutungen verursachen), kann es in einzelnen Fällen zu unerwünschten Reaktionen des Körpers kommen. Grund dafür ist in der Regel ein falsches Mischverhältnis von Verdünnungsmittel und Dimethylsulfoxid.

Sollte es zur Bildung von Begleiterscheinungen kommen, kann diesen mit einfachen Gegenmaßnahmen entgegengewirkt werden.

Wird Dimethylsulfoxid in einer zu

starken Konzentration aufgetragen (60 %
aufwärts), können die entsprechenden
Hautareale allergisch reagieren, warm
werden, Rötungen und Blasen bilden und
zu jucken beginnen. Auch Reizungen der
Schleimhäute sind eine denkbare
Nebenfolge. Grund für den Ausschlag auf
der Haut sind Gefäßerweiterungen und
ein Austrocknen der Haut, weil der
körpereigene Fettfilm durch
Dimethylsulfoxid aufgelöst wird.
Besonders anfällig für solche körperlichen
Reaktionen sind u. a. die Knie- und
Ellenbogenpartie oder die Gesichts- und
Nackenhaut und der Bereich der Achseln.
Diese Hautirritationen verschwinden für
gewöhnlich innerhalb weniger Stunden
nach der Anwendung ganz von selbst. Um
den Prozess zu beschleunigen, kann die

Stelle mit Wasser abgewaschen oder mit parfümfreier Aloe-Vera-Creme behandelt werden, um so die Konzentration nachträglich zu verringern.

Wird Dimethylsulfoxid über einen längeren Zeitraum angewendet, werden auch die Hautreaktionen in ihrer Intensität nach und nach abschwächen, weil das Dimethylsulfoxid den Histaminhaushalt beeinflusst, welcher diese allergischen Reaktionen auslöst.

Vorbeugend und nachbehandelnd können darüber hinaus natürliche Öle auf die betroffene Hautpartie aufgetragen werden, die den Fettfilm der Haut erneuern. Daneben kann sich der Körpergeruch verändern und eine knoblauchartige oder fischige Note annehmen. Das hängt damit zusammen, dass der Nutzer von Dimethylsulfoxid bis zu 6 % der aufgenommenen Menge des Metabolit Dimethylsulfons durch den Atem und einen anderen Teil über die Haut wieder abgibt. Auch diese Geruchsbildung verschwindet nach einiger Zeit von selbst, sobald das Dimethylsulfoxid sich abzubauen beginnt.

Wird Dimethylsulfoxid oral eingenommen, kann es gelegentlich zu Magen-Darm-Beschwerden und Übelkeit kommen. Ist das der Fall, ist die Konzentration des Dimethylsulfoxid zu hoch gewesen. Dem Körper sollte deshalb Wasser zugeführt werden, um das Mischverhältnis nachträglich zu verändern.

Bei Aufnahme von Dimethylsulfoxid

durch intravenöse Infusion kann sich der Bestand der roten Blutkörperchen verringern (Hämolyse). Einer sogenannten Blutarmut kann man ganz einfach begegnen, indem man eisenhaltige Produkte, wie z. B. rotes Fleisch und Vollkornprodukte verzehrt. Apotheken und Reformhäuser verfügen zudem über ein breites Angebot an Eisenpräparaten oder Fruchtsäften, die den Eisenhaushalt aufbessern.

Tierversuche ergaben nach einer Weile der Dimethylsulfoxid-Behandlung zudem Veränderungen an der Augenlinse. Gleichartige Schädigungen sind in der Humanmedizin bislang jedoch nicht festgestellt worden.

Besondere Risikogruppen

Ob Dimethylsulfoxid bei der Einnahme während oder im Anschluss an eine Schwangerschaft Nebenfolgen auslöst, ist bislang nicht abschließend erforscht und kann demnach noch nicht sicher ausgeschlossen werden. Schwangere oder stillende Frauen sollten Dimethylsulfoxid daher nicht verwenden.

Diabetespatienten können Dimethylsulfoxid-Präparate als ursprüngliche Therapiemethode grundsätzlich nutzen. Jedoch kann sich durch die Wirkeigenschaften des Dimethylsulfoxid der Insulinbedarf verändern. Die Blutzuckerwerte sind während der Behandlung mit Dimethylsulfoxid demnach besonders zu beobachten und die Insulinversorgung gegebenenfalls anzupassen. Aufgrund dessen, dass Dimethylsulfoxid den Fettfilm der Haut abträgt, sollten Anwender, die ohnehin schon Probleme mit trockener Haut oder Hauterkrankungen wie Neurodermitis etc. haben, auf eine äußerliche Anwendung verzichten und stattdessen lieber auf die orale Einnahme zurückgreifen.

Besondere Wirkeigenschaft: Stärkung des Immunsystems

Eine tragende Rolle kommt Dimethylsulfoxid im Zusammenhang mit dem Immunsystem als Hüter der Gesundheit zu. Dimethylsulfoxid ist dazu in der Lage, das Immunsystem auf natürliche Art und Weise aufzubauen, zu schützen und zu stabilisieren.

Dimethylsulfoxid trägt zum Aufbau der weißen Blutkörperchen (Leukozyten) bei und regt gleichzeitig die Produktion von Makrophagen (Bestandteil des zellulären Immunsystems) an. Beide Eigenschaften sind maßgeblich an einem funktionierendem Immunsystem beteiligt.

Makrophagen sind u. a. für die Zerstörung tumoröser Zellen und die allgemeine Erregerabwehr zuständig. Durch den Einsatz von Dimethylsulfoxid können diese großen Fresszellen, die ebenfalls der Gruppe der weißen Blutkörperchen angehören, schneller an ihren Bestimmungsort gelangen und dort Fremdkörper, Bakterien, Viren, sowie kranke und geschädigte Zellen bekämpfen.

Daneben wird durch Dimethylsulfoxid auch der Histaminhaushalt beeinflusst. Histamin ist ein Botenstoff, welcher allergische Reaktionen hervorrufen kann. Histamin wird in sogenannten Mastzellen gespeichert, auf welche Dimethylsulfoxid direkten Einfluss nimmt, indem es die Histaminfreisetzung reguliert. Allergische Reaktionen treten demnach immer seltener auf, je länger Dimethylsulfoxid konsumiert wird und die natürliche Abwehrfunktion gegen Infektionen wird stabiler.

Ferner ist Dimethylsulfoxid für seine Eigenschaft des Radikalfängers bekannt. Freie Sauerstoffradikale (reactive oxygen species (ROS), Hydroxyl-Radikale u. a.) erhöhen bei vermehrtem Aufkommen den oxidativen Stress und mit ihm sowohl das Risiko von Tumorerkrankungen und Krebs, sie sind aber auch für Gefäßerkrankungen und Entzündungen verantwortlich und können der Gesundheit immensen

Schaden zufügen. Dimethylsulfoxid kann als Antioxidationsmittel die Reaktionskaskade dieser aggressiven Moleküle beenden. Dafür geht es eine Verbindung mit den freien Radikalen ein, neutralisiert diese und fügt dem Zellinneren Wasser zu. Die freien Radikale werden noch innerhalb der Zelle zerstört und die schädlichen Prozesse beendet. Die Restbestandteile werden anschließend über den Urin ausgesondert.

Die verschiedenen Arten von Leukozyten haben ihre Aufgabe u. a. darin, Fremdkörper abzuwehren und Antikörper zu bilden. Da Dimethylsulfoxid zum Aufbau von weißen Blutkörperchen beiträgt, greift es unmittelbar in die Regulation des biologischen Abwehrsystems des Menschen ein und beugt damit einer Infekt- und Krankheitsanfälligkeit vor.

Anwendungsbereiche von Dimethylsulfoxid

Virusinfektion/Gürtelrose

Auch in der Behandlung der schmerzhaften Gürtelrose, welche sich hauptsächlich entlang der Wirbelsäule und um die Körpermitte herum ausbreitet, ließen sich unter dem Einsatz von Dimethylsulfoxid-Produkten bereits therapeutische Erfolge verzeichnen.

Eine örtlich aufgetragene Lösung aus Dimethylsulfoxid und dem antiviralen Wirkstoff Idoxuridin lässt Schwellungen zurücktreten, lindert die Schmerzen oder nimmt sie gänzlich und trägt zur Verbesserung des Hautbildes bei. Insgesamt benötigt der Heilungsprozess der Herpes Infektion nur die Hälfte der sonst dafür üblichen Zeit.

Akute Sportverletzungen

Im Bereich von Sportverletzungen (auch im tierischen Leistungssport) wird die Natursubstanz Dimethylsulfoxid schon seit vielen Jahren erfolgreich angewandt. Frische Verletzungen können kombiniert mit Cortison äußerlich behandelt werden, was effektiv dazu beiträgt, dass der jeweilige Spieler schnell wieder einsatzbereit ist. Daneben ist eine

Salbe aus 65 % Wasser, 21 % Alkohol und 25 % Dimethylsulfoxid sowie 0,001 g Prednisolon, welche gleichzeitig kühlende Eigenschaften hat, ein brauchbares Mittel um Prellungen, Verstauchungen, Muskelfaserrisse oder Zerrungen zu behandeln. Selbst Knochenbrüche sind schon mit Dimethylsulfoxid behandelt worden.

Dimethylsulfoxid wirkt in diesem Zusammenhang jedoch auch ohne die Zufügung weiterer Substanzen, einfach in Form einer verdünnten Lösung zur Anwendung der betroffenen Stelle.

Enthesiopathie

Der sogenannte Tennis- oder Golferarm tritt auf, wenn regelmäßig identische, wiederkehrende Bewegungen ausgeführt werden und es so zu einer dauerhaften Überbelastung kommt. Die Bewegungen im Arm führen zu einer ständigen Reizung des Muskelansatzes innerhalb (Epicondylitis humeri medialis) oder außerhalb (Epicondylitis humeri lateralis) des Ellenbogens und zu Entzündungen des Ellenbogengelenks und lösen bei dem Betroffenen Schmerzen aus. Das Rotatorenmanschettensyndrom ist eine Entzündung im Schultergelenk und prinzipiell mit Entzündungen des

Ellenbogengelenks vergleichbar. Selbst 5%ige lokal aufgetragene Dimethylsulfoxid-Lösungen können die stechenden Schmerzen und Schwellungen beider Sehnenleiden effektiv lindern und dadurch den Bewegungsradius erweitern.

Chronische Schmerzen

Beim Schmerzsyndrom (complex regional pain syndrome = komplexes regionales Schmerzsyndrom), einem chronischen, starken Schmerz an den Extremitäten, in Gelenken oder andernorts, der keine begründbaren Ursachen hat, die seine Intensität erklären könnten, kann eine 50%ige Dimethylsulfoxid-Lösung Wirkeffekte erzielen. Verantwortlich dafür ist u. a. die Eigenschaft des Dimethylsulfoxid als Fänger von freien Radikalen aber auch die Tatsache, dass Dimethylsulfoxid die Nervenleitgeschwindigkeit herabsetzt.

Wunden

Auch in der Wundheilung zeigt sich das Dimethylsulfoxid bereits seit mehr als 45 Jahren von seiner wirkungsvollen Seite. Dabei führt der Einsatz von Dimethylsulfoxid in der Behandlung von Verbrennungen, Geschwüren und bereits infizierten Wunden zur Reduktion von Schmerzen und anderen Begleitbeschwerden.

Dimethylsulfoxid kann die Bildung neuen Gewebes und den Heilungsverlauf insgesamt beschleunigen, indem es ein Verkrusten der Wundränder verhindert. Dazu wird die gereinigte Wunde (z. B. mittels Kochsalzlösung und anschließender Desinfektion) mit einer 50 - 75%igen Dimethylsulfoxid-Lösung versorgt.

Im Falle von Verbrennungen 1. und 2. Grades werden die Wirkstoffe Dimethylsulfoxid und Idoxuridin miteinander kombiniert und als Spray auf die geschädigten Hautareale aufgetragen.

Die Behandlung schlägt in der Regel schon nach einmaliger Anwendung an und kann innerhalb eines Monats zur Heilung selbst chronischer Leiden führen. Die Anwendungsbereiche von Dimethylsulfoxid sind so vielfältig, dass sie an dieser Stelle nicht abschließend gelistet werden können. Dennoch soll neben den bereits ausführlicher beleuchteten Anwendungsfeldern eine exemplarische Übersicht weiterer Behandlungsgebiete geboten werden:

- ➢ Hauterkrankungen allgemein, Akne im Besonderen
- ➢ Allergien
- ➢ Arthrose und Arthritis
- ➢ Augenerkrankungen wie Trübungen der Augenlinse durch Grauen und Grünen Star und Netzhautprobleme
- ➢ Bandscheibenvorfälle

- Borreliose
- Blasenentzündungen
- akute und chronische Darmerkrankungen
- Entzündungen
- Erfrierungen unterschiedlicher Schweregrade
- Fußleiden wie Pilzinfektionen etc.
- erhöhter Blutdruck
- Infarkte
- Infektionen
- Kopfschmerzen, auch Migräne
- Krampfadern
- Lebererkrankungen
- Multiple Sklerose
- Muskelschmerzen
- Kosmetische Einsatzgebiete, besonders die Narbenbehandlung
- Rheuma

- ➢ Schlaganfall
- ➢ Schmerzen
- ➢ Sonnenbrand
- ➢ Verbrennungen

Daneben eignet sich Dimethylsulfoxid grundsätzlich immer als Maßnahme gegen akutes Schmerzaufkommen und kann innerhalb weniger Augenblicke Linderung verschaffen.

Anwendungsrichtlinien und Behandlungsprinzipien

Anwendungsformen

Die praktische Anwendung von Dimethylsulfoxid-Lösungen kann auf dem Wege der oralen Einnahme, der Injektion oder Infusion sowie durch äußerliches Auftragen, ferner in Form von Ohren- und Nasentropfen (z. B. bei Ohrenentzündungen oder Tinnitus) erfolgen. Für Letztgenanntes eignet sich eine Dimethylsulfoxid-Konzentration von

15 %.

Die intravenöse Anwendung von Dimethylsulfoxid erfolgt u. a., um den Blutdruck im Gehirn zu senken, intravesikal (unmittelbar in die Harnblase) wird Dimethylsulfoxid verabreicht um gegen Blasenentzündungen vorzugehen.

Dimethylsulfoxid-Lösungen mittels Infusion oder Injektion dürfen nicht eigenhändig verabreicht werden, sondern bedürfen ärztlicher Betreuung. Für den Hausgebrauch eignen sich somit noch die Einnahme von Trinklösungen oder das Auftragen von Dimethylsulfoxid-haltigen Cremes und Salben sowie Sprays und Tinkturen. Beide Anwendungsformen zeigen ähnliche Ergebnisse, denn sowohl bei der äußerlichen als auch bei der inneren Anwendung verteilt sich der Wirkstoff innerhalb kürzester Zeit im gesamten Organismus und entfaltet dort seine heilende Wirkung. Die genaue Dosierung des Dimethylsulfoxid-Produktes steht in direkter Korrelation zu den gesundheitlichen Beschwerden des Anwenders.

Unabhängig vom jeweiligen Krankheitsbild empfiehlt es sich aber, mit geringen Dosierungen zu starten und diese schrittweise im Verlauf der Therapie zu erhöhen. So kann die individuelle Verträglichkeit beobachtet und im Falle eintretender Begleiterscheinungen eine Anpassung in der Konzentration vorgenommen werden.

Als Richtwerte für ein

angemessenes Mischverhältnis bei der äußerlichen Anwendung dienen folgende Werte:

➢ Das Reinsubstrat sollte bis auf wenige Ausnahmen wie die Behandlung von Warzen und Furunkeln nie aufgetragen oder eingenommen werden.

➢ Für Füße und Beine können hochprozentige Lösungen mit einem 70 – 80%igen Dimethylsulfoxid-Gehalt verwendet werden.

➢ Für Rumpf und Arme eignen sich 30 - 50%ige Lösungen.

➢ Empfindliche Stellen, wie z. B. das Gesicht, Knie- und Ellenbogenpartie, die Achselhöhlen und der Nacken sollten lediglich mit 10 -30%igen Lösungen behandelt werden.

➢ Augen und Schleimhäute reagieren besonders sensibel und vertragen deshalb lediglich ein Mischverhältnis von 1 - 10 %.

➢ Zur direkten Behandlung von Wunden können Lösungen mit einem 40%igen Dimethylsulfoxid-Anteil herangezogen werden.

Dosierungsvorgaben für die innere Anwendung

Dimethylsulfoxid-Lösungen, die per

Infusion oder als Injektion in den Muskel oder unter die Haut gespritzt werden sollen, sollten einen 15 %igen Anteil von Dimethylsulfoxid nicht überschreiten.

Für die orale Einnahme eignet sich ein Basis-Richtwert von 0,1 Gramm Dimethylsulfoxid pro Kilogramm Körpergewicht täglich. Bei einem Menschen von 75 kg Eigengewicht wäre das demnach eine Menge von 7,5 Gramm. Das entspricht in etwa dem Gewicht einer 50-Cent-Münze. Aufgrund dessen, dass lediglich die orale und äußerliche Anwendung für den Hausgebrauch in Frage kommen, sollen jene Anwendungsmöglichkeiten im Folgenden etwas genauer beleuchtet werden:

Äußerliche Anwendung

Nachdem das Dimethylsulfoxid durch Erwärmung verflüssigt wurde und durch Mischen von Wasser (destilliertes Wasser hält lange frisch. Es eignen sich aber auch Magnesiumchlorid, Eigenurin oder abgekochtes Leitungswasser) und Dimethylsulfoxid verdünnt worden ist (bei diesen Arbeitsschritten empfiehlt sich das Tragen von Schutzhandschuhen aus Butyloder Nitrilkautschuk und einer Schutzbrille, damit kein unverdünntes Dimethylsulfoxid in den Körper gelangen kann), sollte die Verträglichkeit an einer kleinen Stelle getestet werden. Dazu eignet sich eine 70%-Dimethylsulfoxid-Lösung (7 Teile Dimethylsulfoxid kommen auf 3 Teile Wasser).

Die Dimethylsulfoxid-Lösung kann mit einem Wattebausch, dem Finger oder einem Löffel aus Metall auf die zuvor gereinigte und trockene Hautstelle aufgetragen werden. Treten Hautreizungen, Kopfschmerzen, Schwindelgefühle oder andere Begleiterscheinungen auf, sollte die behandelte Fläche mit reichlich Wasser abgespült werden. Nebenwirkungen können sich auch erst einige Stunden nach der Erstanwendung zeigen, weshalb die Teststelle über einen Zeitraum von 24 Stunden gut beobachtet werden muss.

Zeigen sich innerhalb eines Tages keinerlei Hautirritationen, kann die Dimethylsulfoxid-Lösung zur äußerlichen Behandlung herangezogen werden. Nach der äußerlichen Anwendung muss die Lösung immer für einen Zeitraum von 20 - 30 Minuten einziehen, bevor Restbestände mit einem in Wasser getränktem Tuch oder direkt unter dem laufdenden Wasserstrahl entfernt werden können.

Es sollte darauf geachtet werden, dass auch noch in den kommenden drei Stunden keine schädlichen Substanzen an die behandelte Stelle gelangen. Das Tragen von Kleidung ist aber problemlos möglich. Im Anschluss an eine äußerliche Behandlung muss der Fettfilm der Haut wiederhergestellt werden, indem eine parfümfreie, natürliche Fettcreme oder Chemie-freie Produkte mit Aloe Vera als Wirkstoff aufgetragen wird.

Orale Anwendung

Die innerliche Anwendung durch orale Aufnahme gilt als besonders angenehm, weil das Dimethylsulfoxid einfach unter ein Getränk der Wahl, z. B. Fruchtsäfte, Smoothies oder Tees gegeben werden kann, und so der leicht bittere, zwiebelartige Geschmack nicht so schwer ins Gewicht fällt.

Ein Gemisch aus 0,3 l Wasser, einer halben Zitrone und der entsprechenden Dimethylsulfoxid-Menge je nach Körpergewicht, mildern den austernartigen Geruch und Geschmack (dieser entsteht durch die Verstoffwechslung von Dimethylsulfoxid, bei der Reduktion des Dimethylsulfoxid zu Dimethylsulfid (DMS)).

Da Dimethylsulfoxid stark löslich ist, darf die Lösung nicht aus einem Plastikbecher getrunken werden, sondern erfordert das Trinken aus einem gläsernen Gefäß.

Häufigkeit der Anwendung

Für die äußerliche Anwendung genügt das zweimalige Auftragen pro Tag. Dabei handelt es sich um eine Basisempfehlung. Von dieser kann je nach Symptom und Verträglichkeit abgewichen werden.

Bei akutem Schmerzempfinden

kann Dimethylsulfoxid alle zwei bis drei Stunden in einem Zeitraum von 8 Stunden angewendet werden. Die temporäre Wirkung des Dimethylsulfoxid tritt schnell ein (maximal innerhalb einer halben Stunde nach Anwendung, oftmals jedoch augenblicklich) und hält bis zu sechs Stunden an (und damit dreimal so lange wie bei Morphium).

Damit die Behandlung kontrolliert und sicher ablaufen kann, gibt es jedoch noch weitere Aspekte, auf die an dieser Stelle der Fokus gelegt werden soll.

Dimethylsulfoxid sollte während der Herstellung und zur Aufbewahrung nicht mit Kunststoff in Berührung kommen. Anderenfalls könnte es die in dem jeweiligen Plastikutensil enthaltenen Kleinstbestandteile herauslösen und in den Organismus hinein transportieren. Daneben kann es zu Fleckenbildung oder Verfärbungen der Plastikgefäße kommen. Materialien, die sich für die Aufbewahrung von Dimethylsulfoxid eigenen, sind u. a. Glas oder Porzellan, Metall und HD-Polyethylen.

Dimethylsulfoxid darf bis auf wenige Ausnahmen (z. B. Behandlung von Hautwucherungen) nicht unverdünnt verwendet werden. Je nach Anwendungsbereich muss das pure Dimethylsulfoxid mit einem Verdünnungsmittel gestreckt werden. Dafür können einfach (aqua destillata) oder zweifach destilliertes Wasser (aqua bidestillata), Wasser aus der Leitung, Eigenurin oder eine Magnesiumchlorid-Stammlösung verwendet werden.

Destilliertes Wasser eignet sich vor allem deshalb, weil es länger frisch hält und aufgrund seines hohen Reinheitsgrades frei von schädlichen Bestandteilen ist. Entscheidet man sich dennoch für den Gebrauch von Leitungswasser, sollte dieses vor dem Gebrauch abgekocht werden.

Eine zu hohe Dimethylsulfoxid-Konzentration kann jederzeit auch nachträglich noch mit Wasser etc. verdünnt werden. Beim Anmischen der Dimethylsulfoxid-Lösung wird der Anwender eine exothermische Reaktion feststellen können. Treffen Wasser und Dimethylsulfoxid aufeinander, wird Energie freigesetzt. Hitze entsteht und das Gemisch fühlt sich für eine Weile warm an. Es gibt die Temperatur jedoch noch einiger Zeit von selbst wieder an die Außenwelt ab.

Bevor Dimethylsulfoxid äußerlich aufgetragen wird, ist das entsprechende Hautareal gründlich, z. B. mit Kernseife, zu reinigen und von Feuchtigkeit zu befreien. Sonst besteht die Gefahr, dass das Dimethylsulfoxid Restbestände von Kosmetikprodukten etc. aufnimmt und sich deren Inhaltsstoffe im Körper absetzen. Lokale Hautirritationen können die Folge davon sein.

Lagerungsmöglichkeiten und besondere Temperaturerfordernisse

In Reinform liegt der Gefrierpunkt von Dimethylsulfoxid bei 18,45 Grad Celsius. Deshalb kann es sein, dass es beim Kauf bereits kristallisiert ist und vor der Anwendung erwärmt werden muss, denn nur in flüssigem Zustand lässt es sich mit Verdünnungsmitteln vermengen.

Um das erstarrte Dimethylsulfoxid zu erwärmen, kann es in einem Wasserbad erhitzt oder an einem Ort aufbewahrt werden, der eine Temperatur von über 20 Grad aufweist. Hat das Dimethylsulfoxid eine Temperatur von mindestens 20 Grad Celsius erreicht, kann es mit Wasser vermengt werden. Ist das Dimethylsulfoxid bereits mit Wasser zu einer Lösung verarbeitet worden, bei der der Wassergehalt mehr als 10 % des Mischverhältnisses ausmacht, wird es auch bei Temperaturen unterhalb von 18,45 Grad nicht mehr in einen festen Zustand verfallen, sondern bleibt flüssig.

Die Dimethylsulfoxid-Lösung kann in einem lichtbeständigen und luftdichten Behälter (z. B. Braunglas. Am geeignetsten ist hier braunes Borosilikatglas mit Verschluss, da es Chemikalien- und Temperatur-resistent ist oder eine HDPE-Flasche) bei einer Raumtemperatur zwischen 10 - 30 Grad für mehrere Jahre aufbewahrt werden.

Da Dimethylsulfoxid in seiner Reinform leicht brennbar ist, ist ferner darauf zu achten, dass es nicht in der Nähe von offenem Feuer oder ähnlichen Zündquellen verwahrt wird.

Wechselwirkungen

Wechselwirkungen mit anderer Medikation, die zum Nachteil des Anwenders wären, sind bislang nicht bekannt.

Vielmehr ist die Kombination zweier Komponenten in der Regel sogar eine Methode, um die Wirkdauer der in Dimethylsulfoxid gelösten Arzneimittel (z. B. von Antibiotika oder Insulin) zu verstärken und verlängern. Durch diesen Effekt erzielen in der therapeutischen Arbeit oftmals geringere Dosierungen des Ursprungsmedikaments die gleichen Ergebnisse, wie höhere Dosen ohne Dimethylsulfoxid-Verbindungen. Indem andere Medikamente durch den Einsatz von Dimethylsulfoxid in niedrigeren

Dosen verwendet werden können, reduzieren sich zugleich deren Nebenwirkungen drastisch. Gerade im Zusammenspiel mit Antibiotika konnte der Effekt beobachtet werden, dass durch die Hinzugabe von Dimethylsulfoxid eigentlich antibiotikaresistente Bakterien resensibilisiert werden und wieder auf das Antibiotikum reagieren. Neben der Kombination mit Medikamenten der Schulmedizin können sich die Wirkstofftransporteigenschaften des Dimethylsulfoxid auch im Umgang von alternativen Naturheilmitteln zunutze gemacht werden.

Dimethylsulfoxid kann dabei direkt durch Vermischen mit dem weiteren Präparat in Verbindung gebracht und anschließend oral eingenommen oder auf die Haut aufgetragen werden. Dimethylsulfoxid entfaltet seine Transporteigeneschaft auch, wenn beide Wirkstoffe zeitlich versetzt angewendet werden, weil Dimethylsulfoxid erst nach zwei Tagen komplett abgebaut ist und bis dahin weiterhin kleine Moleküle transportiert.

Unabhängig von der Kombination diverser Substanzen, eignet sich Dimethylsulfoxid auch begleitend zu physischen Therapiemethoden wie der Akupunktur, Osteopathie oder in der Stoßwellentherapie (ESWT).

Schlusswort

Abschließend lässt sich festhalten, dass DMSO ein nahezu omnipotentes Mittel mit ganz erstaunlichen Eigenschaften ist, welches vielfältig eingesetzt werden kann und oftmals den Gang zu Arzt erspart. Als Erstmaßnahme von Verletzungen oder akuten Schmerzanfällen ist es einfach in der Anwendung und beschränkt sich nicht auf einzelne Anwendungsfelder.

Es lohnt sich also immer, einen kleinen Vorrat an Dimethylsulfoxid griffbereit zu haben, um plötzlich auftretende gesundheitliche Beschwerden schnellstmöglich und effektiv behandeln zu können.

Am Ende dieses Ratgebers soll auch noch einmal die Gelegenheit genutzt werden, sich bei jedem einzelnen Leser zu bedanken, der sich zum Kauf dieses Buches entschieden hat.

Tobias Weizmann

Haftungsausschluss

Die Verwendung der Informationen in diesem Buch und die Umsetzung derselben erfolgt ausdrücklich auf eigenes Risiko. Der Autor kann für etwaige Unfälle und Schäden jeder Art, aus keinerlei Rechtsgrund die Haftung übernehmen. Haftungsansprüche können gegen den Autor für Schäden jeglicher Art, die durch die Nutzung der Informationen in diesem Buch, bzw. durch die Nutzung fehlerhafter und/ oder unvollständiger Informationen verursacht wurden, sind ausgeschlossen. Folglich sind auch Rechts- und Schadenersatzansprüche ausgeschlossen. Der Inhalt dieses Werkes wurde mit größter Sorgfalt erstellt und überprüft. Der Autor übernimmt keine Gewähr und Haftung für die Aktualität, Korrektheit, Vollständigkeit und Qualität der bereitgestellten Informationen, ebenso nicht für Druckfehler. Es kann keine juristische Verantwortung sowie Haftung in irgendeiner Form für fehlerhafte Angaben und daraus entstandenen Folgen vom Verlag bzw. Autor übernommen werden. Weiterhin beruht der Inhalt dieses Werkes auf persönlichen Erfahrungen und Meinungen des Autors. Der Inhalt darf nicht mit medizinischer Hilfe verwechselt werden.

Impressum

Covergestaltung: Antonina Hodun

Coverfoto: depositphotos.com

Kontakt: Antonina Hodun, Parkova Straße 7, 34700 Korets, Ukraine

E-Mail: antonina.hodun@yahoo.com

Printed in Great Britain
by Amazon